Andi Haller

Hausgemachtes Haschisch

Andi Haller

Hausgemachtes Haschisch

und andere Methoden zur Cannabis-Verarbeitung

NACHTSCHATTEN VERLAG

Andi Haller
Hausgemachtes Haschisch
und andere Methoden zur Cannabis-Verarbeitung

Nachtschatten Verlag AG, Kronengasse 11, CH-4500 Solothurn
Tel: 0041 32 621 89 49, Fax: 0041 32 621 89 47
info@nachtschatten.ch, www.nachtschatten.ch

2. Auflage 2025

Aktualisierte und ergänzte Neuausgabe des Klassikers von 1996, Raymond Martin Verlag

Redaktion, Lektorat und Ergänzungen: Markus Berger, Felsberg
Korrektorat: Jutta Berger, Felsberg
Layout und Grafik: Beate Lang, La Gomera
Umschlaggestaltung: Nina Seiler, Zürich

Druck: ScandinavianBook
ISBN: 978-3-03788-496-6

Auslieferung EU:
LKG
Leipziger Kommissions- und Großbuchhandelsgesellschaft mbH
An der Südspitze 1–12, D-04571 Rötha
info@agorando.com

Inhalt

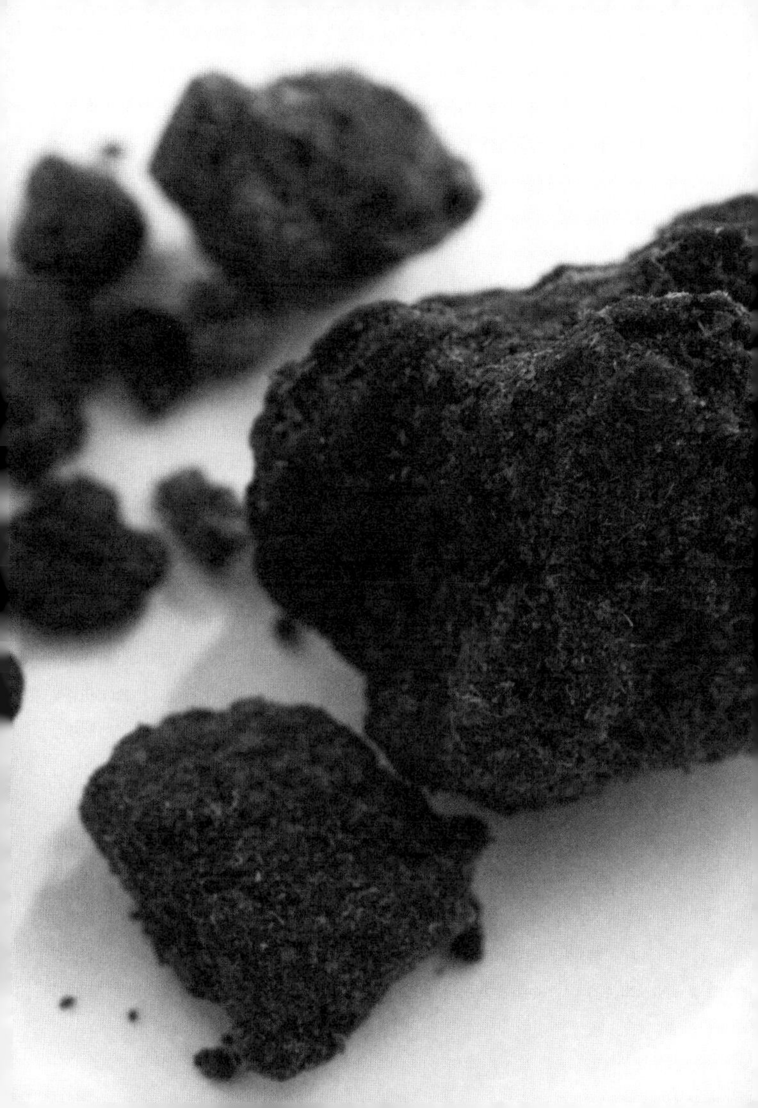

*Das Glück deines Lebens
hängt von der Beschaffenheit
deiner Gedanken ab.*

Mark Aurel

Vorwort

Bei der heutigen Verbreitung von Cannabis ist es gerade für Kleinanbauer, die ihr Kraut für den Eigenbedarf heranziehen, von Interesse, es auf vielseitige Art zu verarbeiten. Dass dabei keine komplizierte und aufwendige Laborausstattung vonnöten ist, ist in diesem Büchlein ebenso zu erfahren wie der Umgang mit schnell entzündlichen Lösungsmitteln.

Auf die Beschreibung komplizierter Extraktions- und Konzentrationsverfahren wurde ganz bewusst verzichtet, da die Anleitungen nur für Personen gedacht sind, die mit wenig Aufwand ein möglichst effektives Produkt herstellen wollen.

Bei einigen Verfahren benötigst du organische Lösungsmittel, mach dir also bewusst, dass der Umgang mit solchen schnell entzündlichen und toxische Dämpfe abgebenden Stoffen sehr gefährlich ist. Sei nicht nachlässig beim Umgang mit solchen Materialien, denn bei falscher Handhabung gefährdest du deine Gesundheit.

Vorwort des Herausgebers

Mit der Legalisierung von Cannabis in immer mehr Teilen der Welt, zuletzt auch in Deutschland, wo die Ampelkoalition angekündigt hat, den Hanf freizugeben, und auch in der Schweiz, wo ein entsprechendes Modellprojekt zur Abgabe von Genusshanf gestartet wurde, kommt Cannabis endlich raus aus der Schmuddelecke, in die die Pflanze sowieso noch nie gehört hat.

Auch Haschisch, vor allem selbst hergestelltes, wird daher in Zukunft eine Rolle spielen. Die stetig zahlreicher werdenden sogenannten Cannabis-Patienten, also Menschen, die Krankheiten und Leiden mit therapeutischem Cannabis oder Cannabinoiden behandeln, können ohnehin – zumindest potenziell – bereits seit Jahren aus ihrem Medizinalmarihuana Extrakte wie Haschisch herstellen. Daher kann ein Buch wie das vorliegende heute nicht mehr so *underground* sein wie noch in den 90ern.

Hatte der Autor Andi Haller seinerzeit noch mit Problemen zu kämpfen, weil er „solche Bücher" verfasst und publiziert hatte, war seinen Zeitgenossen damals gar nicht klar, wie wichtig die Vorarbeit der Pioniere auf diesem Gebiet für die heutige Zeit gewesen ist. Und Andi Haller zählt zweifelsohne zu diesen Vorreitern und Pionieren. Er war, wie seine Kollegen, seiner Zeit weit voraus.

Nicht nur deshalb sind wir stolz, diesen Klassiker aus den 90er Jahren, der uns geprägt hat, erneut und in einer ergänzten und aktualisierten Edition verlegen zu dürfen.

Markus Berger, Februar 2022

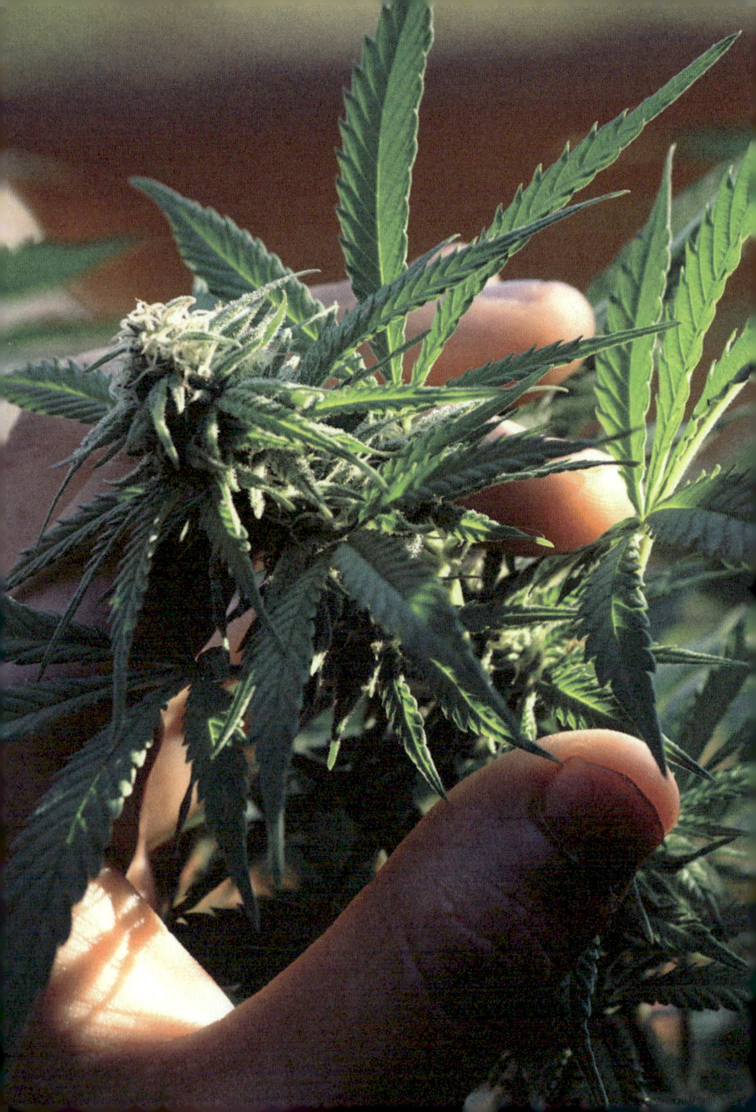

Ernte

Wenn möglich, ernte dein Gras bei sonnigem Wetter, am besten, wenn es vorher einige Tage nicht geregnet hat. Dann ist es um einiges leichter, deine Pflanzen ohne Geschmacks- und Wirkungsverluste trocken zu bekommen.

Bei unserem europäischen Klima ist das aber nicht so leicht, da beim Außenanbau die Erntezeit auf Mitte September bis Anfang Oktober fällt. Es sei denn, du ziehst deine Pflanzen rechtzeitig vor, so dass ihre Blüh- und Erntephasen auf den Monat August fallen.

Wenn du aber eine Innenaufzucht betreibst oder deine Pflanzen an einem geschützten Ort (wie z.B. einem Balkon) heranziehst, dann hast du natürlich keinerlei derartigen Probleme.

Der Erntezeitpunkt bei blühenden weiblichen Pflanzen ist dann gekommen, wenn ein Stillstand des Blütenwachstums eingetreten ist, und schon ein Teil (der untere) der Blütentrauben anfängt zu welken.

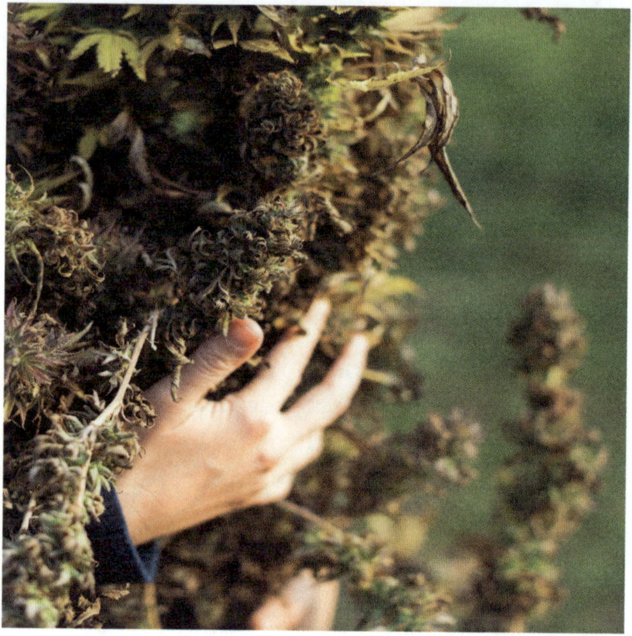

Im richtigen Moment geerntet

Am Anfang wirst du dazu neigen, deine Pflanzen zu früh zu ernten, aber nach einiger Zeit entwickelst du die Geduld, um den richtigen Erntezeitpunkt abzuwarten. Durch das Beobachten der Pflanze wirst du lernen, wann die Zeit entsprechend reif ist.

Trocknung

Nicht jeder hat die Möglichkeit, seine Marihuanabäumchen auf dem Dachboden trocknen zu lassen, und so wird dir nichts anderes übrig bleiben, als auf eine künstliche Wärmequelle zurückzugreifen.

Manche schneiden ihr Gras klein und trocknen es im Backofen, hinsichtlich des Stromverbrauchs ist dies aber nur eine Alternative, um kurzfristig kleinere Mengen für den sofortigen Gebrauch zu trocknen.

Bei größeren Mengen ist es besser, deine aufgehängten Bäumchen mit Wärmerotlichtlampen zu bestrahlen. Erfahrungsgemäß reicht dir eine 200-Watt-Lampe für zwei bis drei buschige, ca. 150 cm lange Pflanzen, wenn du diese von schräg oben bestrahlen lässt.

Wenn du sie hin und wieder etwas drehst, damit die Pflanzen gleichmäßig trocknen, hast du in drei bis vier Tagen rauchfertige Ware. Derart schnell getrocknetes Gras schmeckt leider etwas kratzig und weniger aromatisch als langsamer getrocknetes.

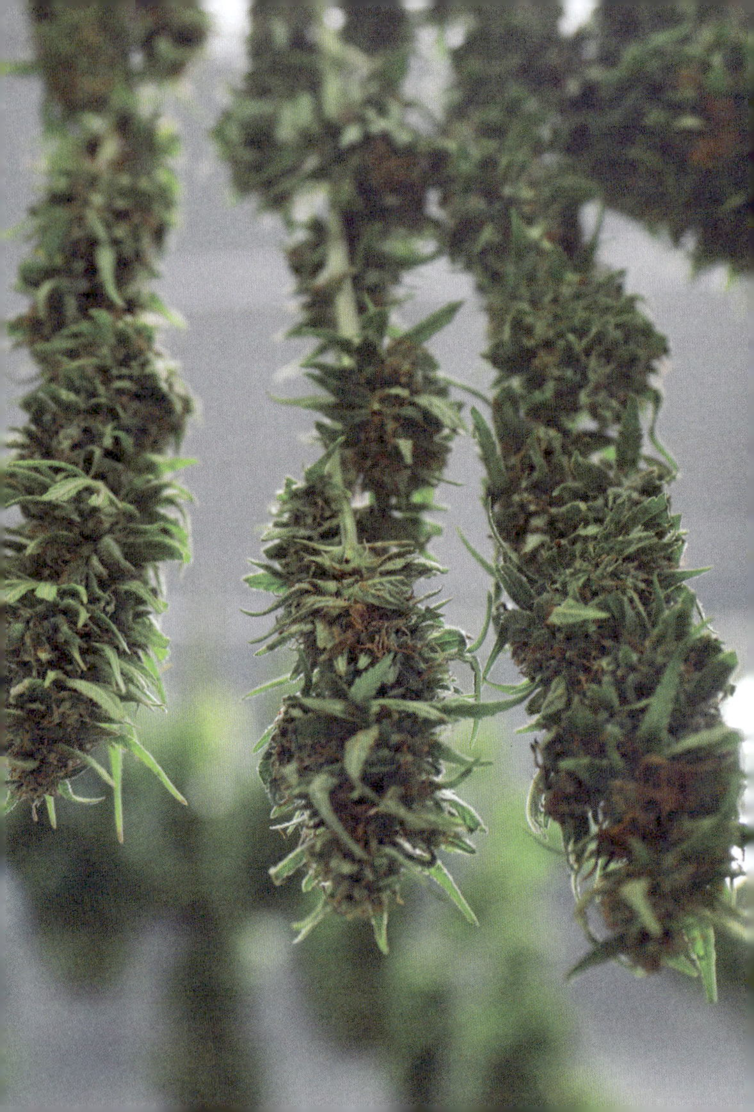

Wenn du unter solchen Bedingungen Marihuana trocknen musst, ist es ratsam, nur die einzelnen weiblichen Blütenstände abzutrennen und den Rest der Blätter und Stiele ungetrocknet weiterzuverarbeiten.

Nur die weiblichen bzw. die mit Harzdrüsen besetzten Blätter lohnen den Aufwand so einer Trocknung, der Rest der Pflanze lässt sich immer noch verkochen und extrahieren.

Optimale Voraussetzungen zur Trocknung wären gegeben, wenn dein Marihuana kopfüber an einem dunklen, warmen und gut durchlüfteten Ort in Ruhe durchtrocknen könnte. Ist der Ort feucht und zu kühl, verzögert das die Trocknung, evtl. kann dann dein Kraut anfangen zu schimmeln. In diesem Fall bleibt dir nichts anderes übrig, als die befallenen Stellen herauszuschneiden und mit Hilfe einer künstlichen Wärmequelle den Rest so schnell wie möglich zu trocknen.

Grundsätzlich solltest du darauf achten, die beharzten Teile deiner Pflanze so wenig wie möglich zu berühren oder sie sonstwie zu beanspruchen, damit die Harzdrüsen nicht abfallen oder verletzt werden. Beim Trocknen solltest du eine genügend große Plastikplane unter deine aufgehängten Pflanzen legen, damit sich abfallendes Pflanzenmaterial und Harzdrüsen darauf sammeln können.

Für diejenigen unter euch, die nur wenig zu trocknen haben, gibt es einen kleinen Trick, bei dem man den Kühlschrank als künstliche Wärmequelle zur Trocknung nutzt. Bei jedem Kühlschrank strömt hinten aus den Lüftungsschächten gleichmäßig Wärme empor. Wenn du deine Pflanzen in diesen Warmluftstrom hängst, trocknen sie innerhalb weniger Tage auf schonende Weise.

Entferne dazu von den weiblichen Blütenständen die äußeren Blätter, damit die Wärme ungehindert an den Blüten vorbeiziehen kann. Die Blüten sind dann vollständig trocken, wenn sie sich gut zerkrümeln lassen und einen guten psychedelischen Geruch haben.

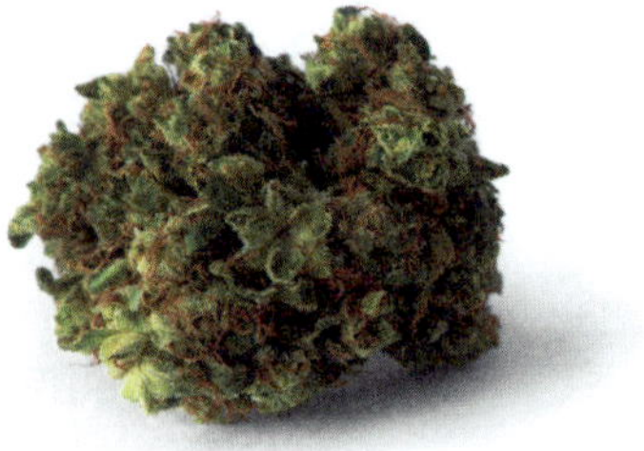

Lagerung

Ich gehe davon aus, dass du nur erstklassiges Marihuana für Rauchzwecke längerfristig lagern willst. Selbst wenn du nur vorhast, dir bis zur nächsten Ernte deinen Rauchvorrat zu sichern, solltest du ein paar kleine Regeln der Vorratshaltung beachten:

Marihuanapflanzen sollten sorgfältig geerntet und getrocknet werden; achte schon bei der Ernte der blühenden Pflanze darauf, dass die beharzten Blütenstände nicht gedrückt, gequetscht oder sonstwie verletzt werden. Denn je unverletzter die Harzdrüsen der Pflanzen sind, desto langsamer geht der natürliche Abbau des THC vonstatten!

Das fachgerecht getrocknete Gras lagert am besten kühl, dunkel und natürlich trocken.

Tipp:

Kauf dir ein Folienschweißgerät mit Absaugautomatik, wie es für Gefriergut üblich ist, und schweiße deinen Smoke ein. Dieser lagert im Gemüsefach deines Kühlschranks bestens, vorausgesetzt, dein Gras

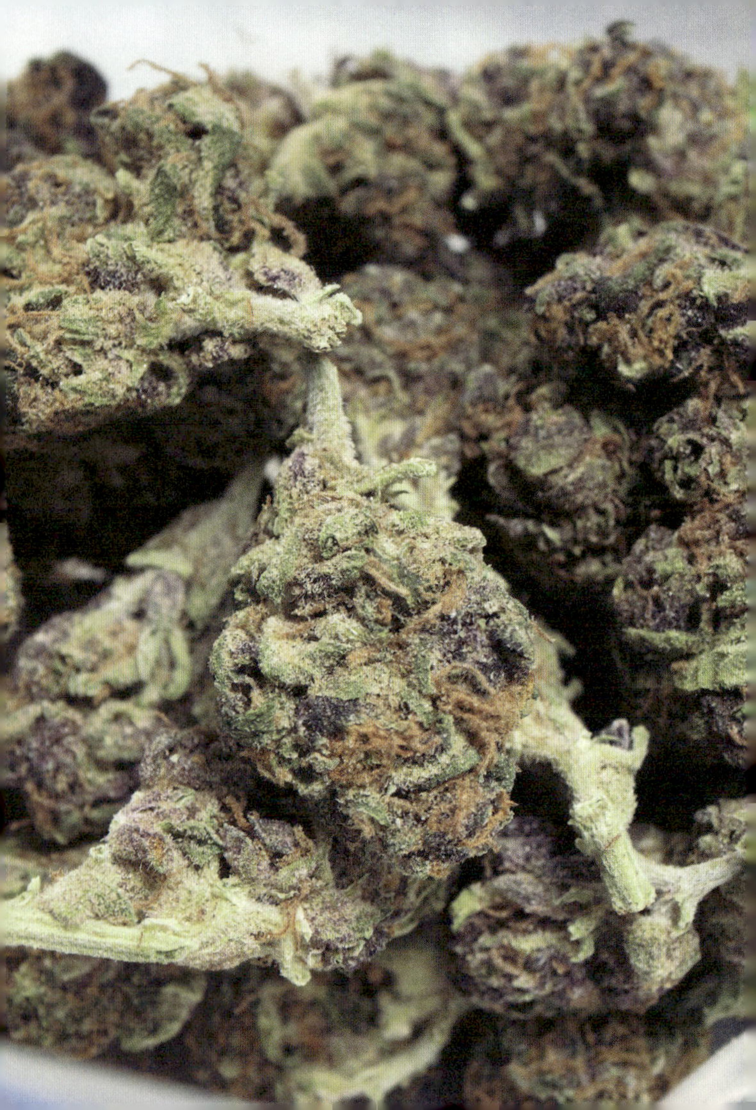

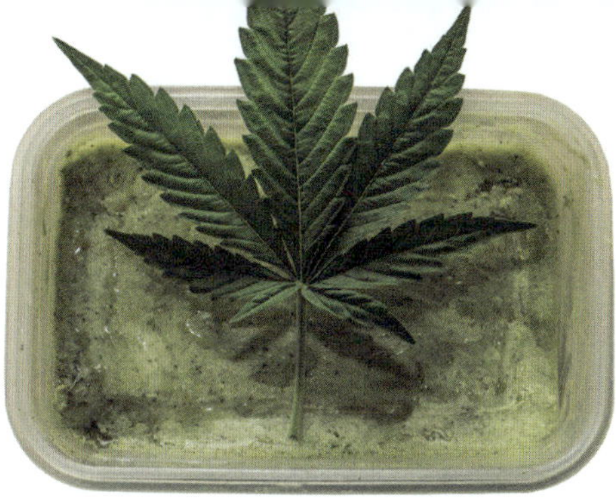

Cannabutter

war auch wirklich vollständig trocken. So gelagertes Marihuana verliert in zwei Jahren etwa 15 Prozent seines THC-Gehalts.

Wenn du dein Cannabis in Butter, Öl oder Alkohol extrahierst, sieht das alles etwas anders aus, die Wirkstoffe verlieren innerhalb der gleichen Zeit etwa das Doppelte an THC des oben beschriebenen Marihuanas. Weil du aber dein Cannabis in hochkonzentrierter Form vorliegen hast, fällt das weniger ins Gewicht.

Das als Cannabutter verarbeitete Marihuana lässt sich jahrelang in der Gefriertruhe lagern, so dass sich das Konzentrat auch nach fünf bis sechs Jahren noch zu außerordentlichen Cannakeksen verarbeiten lässt.

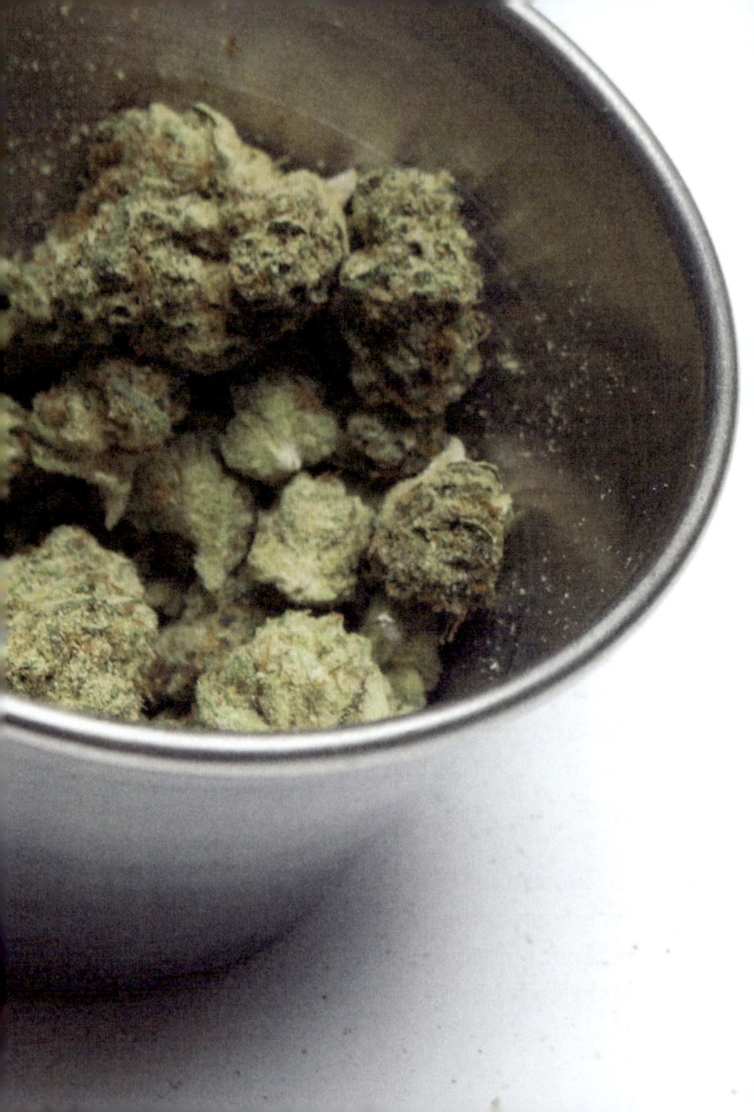

Verarbeitung

Nach dem Trocknen beginnt die eigentliche Verarbeitung deines Marihuanas, die sehr vielseitig ist. Wenn du ein hochkonzentriertes Produkt haben willst, wäre es viel zu schade, dein Gras einfach nur so zu verrauchen. Zu den interessantesten Möglichkeiten gehören die Herstellung von Grasöl, Cannabisteer und Ganja.

Die Konzentration zu Grasöl und Cannabisteer setzen einiges an Vorbereitung und Überlegungen voraus, dadurch lässt sich aber das Risiko dieser Verfahren dann erheblich verringern. Durch unüberlegtes Hantieren ist schon einigen der Genuss von Marihuanaprodukten gründlich vergangen.

Wenn du keine Erfahrung im Umgang mit leicht entzündlichen Materialien hast, informiere dich (siehe Glossar) und experimentiere erst mit kleineren Mengen. Dadurch gewinnst du an Sicherheit und bekommst ein Gespür für die Gefahren einer solchen Prozedur.

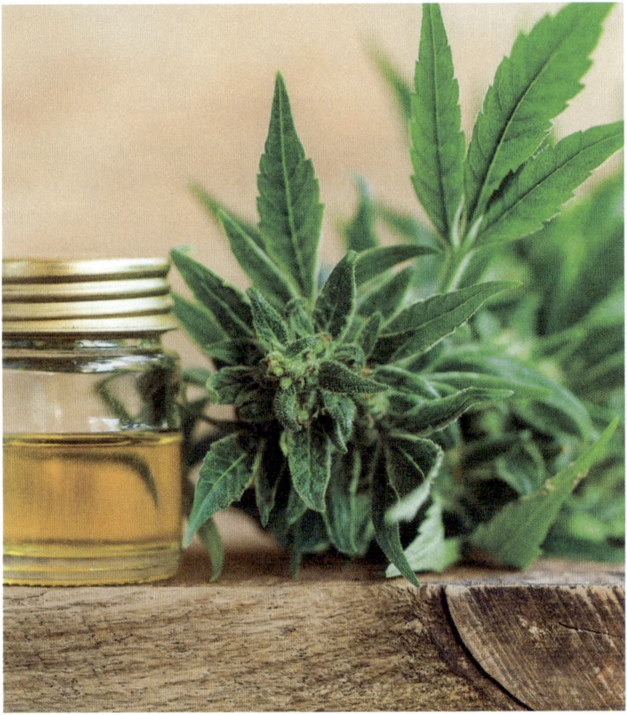

Verarbeitung von Gras zu Grasöl

Im Anhang findest du einige hilfreiche Fakten zu den verschiedenen Lösungsmitteln, die du benutzen kannst, wenn du Grasöl und Cannabisteer herstellen möchtest.

Haschisch

Die Herstellung von Haschisch ist gar nicht so schwer, wie man sich das vorstellt. Das einzige Problem für dich dürfte wahrscheinlich die Beschaffung einer ausreichenden Menge Marihuana sein, denn der größte Teil davon sollte aus ausgereiften weiblichen Blütenständen bestehen.

Aus etwa einem Kilo Pflanzen bekommst du so zwischen 30 bis 50 Gramm eines Gemisches aus Pflanzenspitzen und puren Harzdrüsen. Dies ist dann das Ausgangsmaterial für Haschisch. Aber nun von vorn, damit du die Herstellung nachvollziehen kannst.
Was du über die Ernte und Trocknung schon in den vorigen Kapiteln gelesen hast, gilt auch für die Vorbereitung deiner Pflanzen zur Haschischherstellung.

Sind deine Pflanzen nun getrocknet, bespanne eine flache Schüssel oder etwas ähnliches mit feiner Gaze.

Wenn du deine Blütenstände in entsprechend große Stücke geteilt hast, rolle sie mit der flachen Hand über die gespannte Gaze. Der in der Schüssel ent-

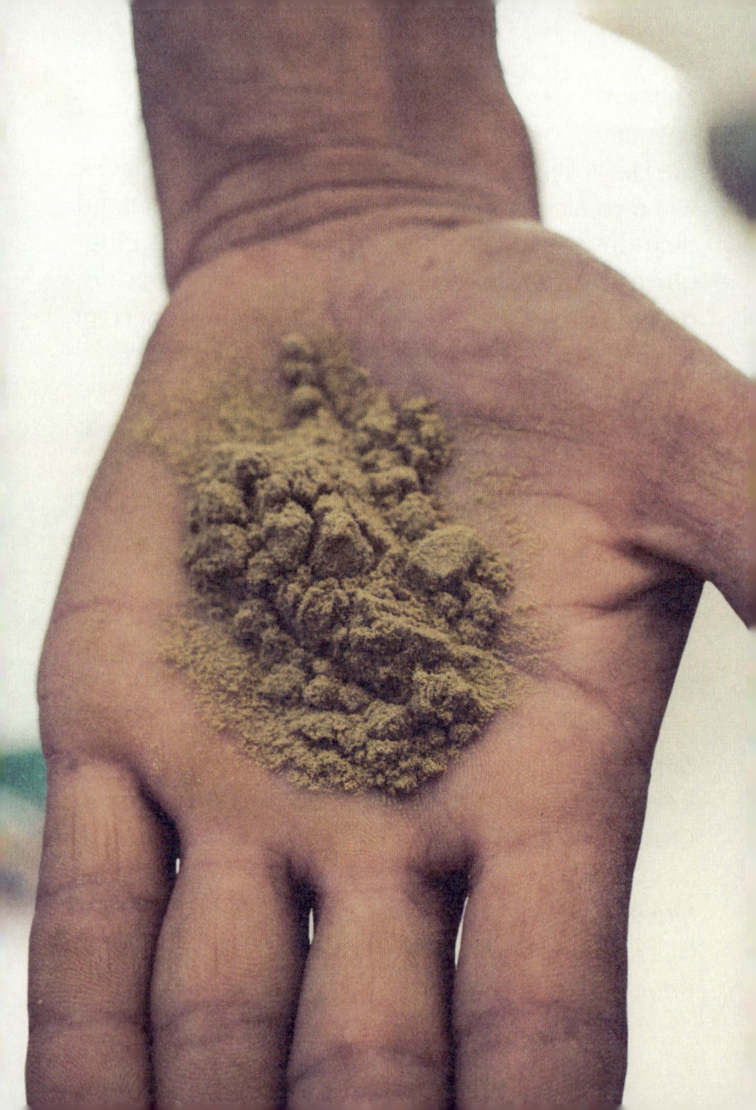

standene feine Staub besteht größtenteils aus Harzdrüsen und feinen beharzten Blattspitzen. Rolle so lange, bis sich nichts mehr an Teilchen von deinen Blütenständen löst, dann verfahre mit deinem restlichen Gras ebenso.

Das entstandene Puder trockne sorgfältig in der Sonne nach, pass aber besonders auf, dass dir der Wind nicht mit einer kleinen Böe viele Stunden Arbeit zunichte macht. In diesem Fall kannst du dein Gras dann sozusagen in den Wind schreiben ...

Diese Grundsubstanz aus Harz und Blattspitzen kannst du auch mittels eines sogenannten „Pollinators" (siehe ab Seite 44 und 64) herstellen, damit hast du weniger Arbeit und weniger Aufwand. Allerdings geht dir durch die mechanische Art der Verarbeitung viel von dem Gefühl verloren, das durch die Haschischherstellung von Hand entsteht.

Die entstandenen Reste deines Marihuanas eignen sich durchaus noch zur weiteren Verarbeitung, da sich durch diese Prozedur nur ein kleiner Teil des an der Pflanze haftenden Harzes gelöst hat.

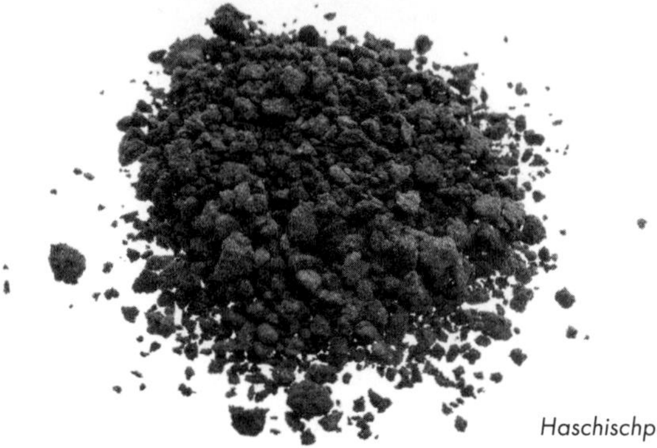

Haschischpuder

Wenn das Haschischpuder vollständig getrocknet ist, sollte es sich von Hand zu Klumpen formen lassen. Dann kannst du es entweder mit einer Presse in Form bringen oder mit den Händen so lange kneten und formen, bis eine runde glatte Kugel entsteht. In diesem Fall erwärme es hin und wieder, damit es sich besser formen lässt, außerdem ist es hilfreich, ab und zu deine Hände etwas zu befeuchten, damit dein Haschisch eine glatte Oberfläche bekommt.

Die Herstellung von gutem Haschisch erfordert viel Erfahrung und Geduld. Wenn du dein erstes Stückchen Dope fertiggestellt hast, wirst du eine Vorstellung davon bekommen, wie viel Arbeit vonnöten ist, ganze Marihuanafelder in Haschisch zu verwandeln!

Fermentation

Zum Fermentieren ist zu sagen, dass professionelle Züchter diese Methode nie anwenden, da man bei diesem heiklen Vorgang mehr kaputt machen als an Bouquet und Wirkung dazugewinnen kann.

Außerdem habe ich bis zum heutigen Tag noch niemanden getroffen, der eine zuverlässige Methode gefunden hätte, um kleinere Mengen Marihuanas zu außerordentlicher Qualität zu fermentieren. Bei den heutigen Qualitäten an Gras ist das Fermentieren nicht mehr als eine Spielerei.

Um dein Marihuana zu fermentieren, sollte das Pflanzenmaterial in einer Papiertüte oder einer leicht durchlöcherten Plastiktüte an einem warmen Ort so lange liegengelassen werden, bis es über eine Phase unangenehmen Geruchs hinweg den gewünschten Zustand der Fermentation erreicht hat. Um der Gefahr des Schimmelns entgegenzuwirken, solltest du dein Material zwischendurch gründlich lüften.

Achte darauf, dass in dem Behältnis ein feuchtwarmes Klima bestehen bleibt. Bei einer Temperatur

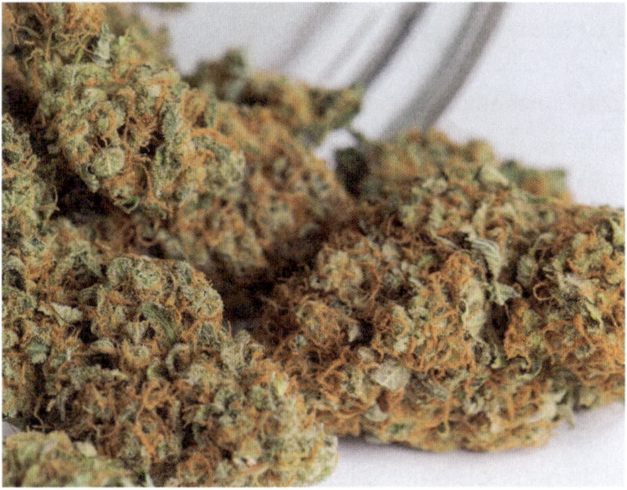

Fermentiertes Marihuana

zwischen 33 und 37 Grad dürfte der Fermentierungsprozess nach ungefähr vier bis sechs Tagen abgeschlossen sein.

Trockne dein Marihuana bei mittlerer Temperatur, damit es einen guten und milden Geschmack erhält.

Wenn deine Pflanzen eine tiefbraune Farbe bekommen haben und etwas erdig riechen, hast du alles richtig gemacht.

Aktivierung durch Decarboxylierung

Dies ist eine enorm einfache Methode, Marihuana ohne Zusatz von chemischen Hilfsstoffen zu verbessern.

Durch den nachstehenden Prozess wird der Anteil an THC-Säure (THCA) zu reinem THC umgewandelt. Selbes gilt für die Säureformen aller anderen Cannabinoide, wie CBDA (Cannabidiolsäure), die zu CBD wird, und CBGA (Cannabigerolsäure), die zu CBG wird, etc. Eine angenehme Begleiterscheinung dieser Methode ist die Tatsache, dass die wasserlöslichen Teere und Wachse ausgeschwemmt werden, was zur Folge hat, dass dein Gras viel besser schmeckt. Außerdem lässt es sich besser und verträglicher rauchen als nicht decarboxyliertes Marihuana.

Koche dein Gras in genügend Wasser eine Stunde lang bei großer Hitze. Dann gieße die Flüssigkeit ab (nicht wegschütten!) und koche das Ganze mit frischem Wasser noch einmal für drei Stunden.

Danach siebe dein Marihuana heraus und presse es so gut wie möglich aus; am geeignetsten wäre eine

Obstpresse oder notfalls eine Kartoffelpresse. Die übriggebliebene Flüssigkeit deiner zwei Kochungen verwende zum Teekochen oder sonstigem, denn in dieser Wasserlösung sammelt sich so gut wie gar kein THC. Zum Teekochen oder als Wasserzusatz zur Ganjaherstellung lohnt sich das Wasser aber allemal.

Verteile dein gut ausgepresstes Gras auf einem Backblech und trockne es vorsichtig im Backofen. Das so behandelte Marihuana lässt sich ausgezeichnet rauchen oder – wie in den folgenden Kapiteln beschrieben – zu Grasöl, Cannabisteer und zu Ganja verarbeiten.

Produkte, die mit solchem behandelten Gras hergestellt wurden, sind qualitativ besser als diejenigen, die aus nicht behandeltem Marihuana hergestellt sind. Der Vorgang kann auch ohne vorheriges Auskochen durchgeführt werden. Gibt man das noch nicht komplett getrocknete Gras für etwa fünf Minuten bei 190 Grad oder frisches Gras für 15 bis 20 Minuten bei 150 bis 160 Grad in den Backofen, werden durch die Decarboxylierung einige Anteile der Säureformen in ihre aktiven Formen überführt. Das Marihuana wirkt dann stärker. Aber Vorsicht: Die Aktivierung von Cannabis mittels Hitze ist eine Wissenschaft für sich.

Bei der Technik der Cannabis-Aktivierung kommt es insbesondere darauf an, wie frisch bzw. wie trocken das Marihuana ist. Je frischer die Pflanzenteile, desto mehr Säureformen enthalten sie und desto länger dürfen sie im Ofen aktiviert werden. Das heißt im Umkehrschluss: Je trockener das Gras ist, desto kürzer sollte es im Ofen erhitzt werden. In trockenem Marihuana liegen weniger Cannabinoidanteile in Säureform vor, so dass man hier keine längere Aktivierung vornehmen muss. Im Zweifel gilt für gut getrocknetes Weed: Lieber auf die Behandlung im Ofen verzichten. Zu lange erhitztes Cannabis hat zur Folge, dass das THC in Cannabinol (CBN) überführt wird, was zu einem erheblichen Potenzverlust des Marihuanas führt.

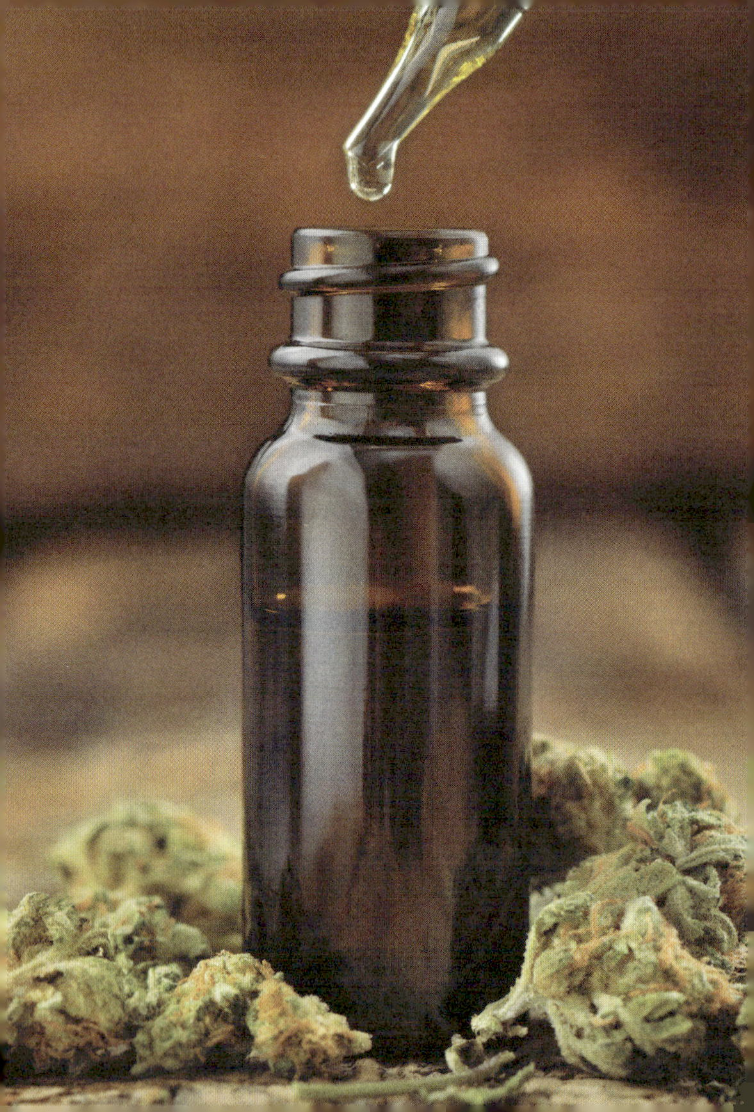

Grasöl

Grasöl ist eines der wertvollsten Produkte, die aus Cannabis gewonnen werden können, aber es ist auch eine der gefährlichsten Methoden, um Marihuana zu extrahieren und zu konzentrieren.

Als wichtigste Komponente brauchst du ein organisches Lösungsmittel, wie zum Beispiel Isopropylalkohol, Chloroform, Äther, Benzol, Methanol oder Methylenchlorid.

Aber nochmal: Bei der Verarbeitung zu Grasöl muss dein Kraut sehr trocken sein, am besten, du trocknest es fünf Minuten bei ungefähr 90 Grad im Backofen. Das ist sehr wichtig, da nur vollständig getrocknetes Marihuana ein zufriedenstellendes Ergebnis ergibt. Pass aber auf, dass dir dein Gras nicht verbrennt. Deine Wohnung riecht danach zwar außerordentlich gut, dein verkohltes Marihuana kannst du aber in den Abfall werfen.

Nimm die Blätter, die sich aufgrund ihrer geringen Potenz nicht zum Rauchen eignen, und krümle sie klein. Außerdem kannst du auch die oberen Stängel und Stiele deiner Pflanze benutzen, vorausgesetzt, du schneidest sie auch wirklich in ganz kleine Stücke. Mach dir die Mühe, denn dadurch erreichst du eine zügigere Extraktion.

Wenn dein Marihuana nun soweit ist, stopfe es in einen geeigneten Behälter und fülle so viel Lösungsmittel dazu, dass dein Gras bedeckt ist. Lass aber noch ein Drittel des Behälters frei, damit du besser schütteln kannst.

Als geeignetes Lösungsmittel hat sich Chloroform erwiesen, gleich danach 95-prozentiger Kornalkohol, aber beides ist schwer zu bekommen und außerdem sehr teuer. Nimm also lieber Isopropylalkohol, der ist billiger und ohne Probleme zu beschaffen. Allerdings haben Alkohole die Eigenschaft, auch wasserlösliche Substanzen (z.B. Chlorophyll) zu extrahieren, was uns aber nicht weiter stört. Dein Öl ist aber etwas dunkler und unreiner, außerdem vielleicht geringfügig schwächer als das mit Chloroform extrahierte.

Egal, welches Lösungsmittel du auch nimmst, beachte immer, dass diese Mittel toxische

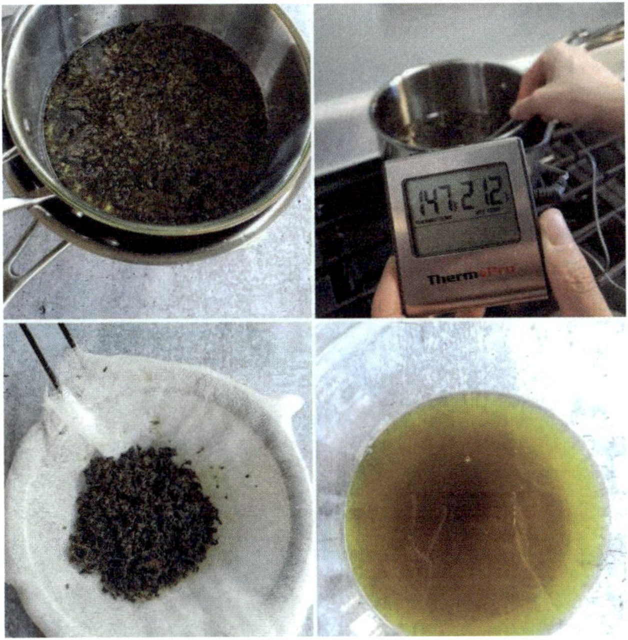

Grasöl-Herstellung

Dämpfe entwickeln, die hochgradig explosiv sind. Achte auch immer darauf, dass keine Geräte und Gegenstände in der Nähe sind, die Funken und Flammen entwickeln könnten. Wenn du in einem geschlossenen Raum arbeitest – immer lüften!

Das Ganze bleibt ein bis zwei Tage an einem warmen Ort stehen, zwischendurch muss es kräftig und ausgiebig geschüttelt werden. Nach etwa einem Tag wird die Flüssigkeit durch das sich lösende Chlorophyll stark grünlich, und wenn du feststellst, dass sich kleine weiße Partikel in der Flüssigkeit gelöst haben, dann bist du auf dem richtigen Weg. Denn dies ist schon zum größten Teil Tetrahydrocannabinol (THC) in Form von gelöstem Harz.

Nach zwei Tagen gieße die Flüssigkeit durch ein feines Sieb, hebe sie gut verschlossen auf und setze das übriggebliebene Material nochmals mit frischem Lösungsmittel auf die gleiche Weise an. Nach weiteren zwei Tagen die dann gewonnene Lösung mit der ersten in einer großen Schüssel oder ähnlichem zusammenschütten.

Bei der Trennung der Pflanzenteile von der Extraktionslösung kommt es auf eine optimale Ausspülung der gelösten Wirkstoffe an. Deshalb kannst du Lösungsmittel in einen handelsüblichen Wasserzerstäuber füllen und damit das abgesiebte Pflanzenmaterial kräftig durchspülen, so dass auch der letzte Rest des gelösten Harzes ausgeschwemmt wird.

Falls du dir einen Zerstäuber kaufst, achte darauf, dass er keinerlei metallische Teile besitzt, die eventuell Funken oder Wärme entstehen lassen könnten. Je größer die Oberfläche deines Gefäßes ist, um so schneller verdampft dein Lösungsmittel. Je nach Lösungsmittelart und Menge dauert es ein bis zwei Tage, bis alles verdampft ist.

Um die Verdampfung etwas zu beschleunigen, kannst du deine Lösung in einem Wasserbad erwärmen, dadurch verflüchtigt sich der Alkohol schneller. Zurück bleibt eine haschbraune bis fast schwärzliche Substanz, die eine ölige bis gummiartige Konsistenz hat. Das zurückbleibende Marihuanamaterial eignet sich nicht einmal mehr zum Auspressen, es ist durch diese Prozedur völlig ausgelaugt.

Wenn du genügend Marihuana zum Verarbeiten hast, nimm vor dem Verdunsten des Lösungsmittels nochmals neues Gras und führe mit der gesammelten Lösung noch einmal eine ein- bis zweitägige Extraktion durch. Außerdem kannst du natürlich die Prozedur beliebig oft wiederholen, um so ein bombastisch wirkendes Grasöl zu bekommen.

Aber Vorsicht, schon das Ergebnis einer einmaligen Extraktion ist ungefähr sieben- bis achtmal stärker als das Marihuana, das du zur Verarbeitung genommen hast. Das entstandene Produkt sollte möglichst kühl, dunkel und luftdicht gelagert werden, um den Abbau des THC zu verlangsamen.

Möchtest du statt Öl lieber ein Dope-ähnliches Produkt, dann pulverisiere einen kleinen Teil deines getrockneten Marihuanas. Durch die vielen Schwebeteilchen, die sich nicht filtern lassen, bekommt deine Mixtur eine haschartige Konsistenz.

Je nach Menge der pulverisierten Teilchen lässt sich das abgesetzte Material vorzüglich pressen und in Form bringen. Nach einigen Versuchen wirst du in der Lage sein, ein Produkt mit der von dir gewünschten Konsistenz herzustellen.

Die Menge der pulverisierten Pflanzenteile beeinflusst allerdings auch die prozentuale Gesamtstärke deines Endproduktes nachteilig, deswegen übertreibe nicht mit der Zugabe von pulverisierten Blättern.

Cannabisteer

Cannabisteer herzustellen ist etwas zeitraubend und außerdem sehr gefährlich. Du musst mit äußerster Vorsicht vorgehen, damit du auch nachher noch in den Genuss deiner Arbeit kommst. Denn genauso wie bei der Herstellung von Grasöl ist mit dem Umgang von hochprozentigen Alkoholen Vorsicht geboten.

Bei der Erhitzung von Isopropylalkohol und anderen hochprozentigen Lösungsmitteln entstehen toxische Dämpfe, die bei dem kleinsten Funken explosionsartig verpuffen können! Also sei sehr vorsichtig bei der Herstellung von Cannabisteer!

Nimm nun gutes Marihuana, also nicht nur die unteren Blätter und Stiele, sondern auch die Blüten der weiblichen Pflanzen. Wenn du aber nur wenig Pflanzenmaterial zur Verfügung hast, nimm Abstand von dieser Art der Verarbeitung, andere Verarbeitungsmethoden eignen sich wesentlich besser für kleinere Mengen.

Nimm 500 Gramm gut kleingeschnittenes und samenloses Marihuana (Sinsemilla), fülle es in einen ausreichend großen Topf und gieße 1,8 Liter Isopropylalkohol hinzu, dann lasse das Ganze für drei Stunden bei 82 Grad köcheln.

Achtung! Dies ist nur bei optimaler Entlüftung möglich, sonst droht Explosionsgefahr!

Koche das Ganze aber niemals-auf einem Gasherd, sondern nur auf einer Elektroplatte, weil es sehr leicht entzündlich ist! Siebe nach drei Stunden die Flüssigkeit aus dem Topf und fülle sie in einen Behälter, der mit „Lösung 1" beschriftet wird.

Wiederhole die Prozedur mit dem Brei, der übriggeblieben ist, und neuem Alkohol weitere zweimal, je drei Stunden lang.

Fülle die daraus gewonnenen Lösungen jedesmal in den Behälter „Lösung 1". Die gleiche Prozedur wiederhole nun noch zweimal, aber nimm statt des Alkohols Wasser. Das Wasser und der Marihuanabrei müssen bei höherer Temperatur gekocht werden, da Wasser einen höheren Siedepunkt hat als Alkohol (siehe Anhang). Dafür braucht das Ganze nur eine Stunde zu kochen.

Die entstehenden Wasserlösungen kommen in einen Behälter mit der Aufschrift „Lösung 2". Diese zwei Lösungen werden nun separat durch vorsichtiges Kochen reduziert. Lass sie bei niedriger Temperatur solange köcheln, bis sie eingedickt sind. Dabei ist es sehr wichtig aufzupassen, dass sie dir nicht anbrennen, insbesondere bei der Alkohollösung musst du darauf achten, dass sie sich nicht durch zu hohe Hitze selbst entzündet.

Wenn beide Lösungen ungefähr die Konsistenz von weichem Brei haben, mische und rühre sie zu einer homogenen Masse zusammen. Diese wiederum muss so lange köcheln, bis sie eine Konsistenz von sehr weicher Modelliermasse erreicht hat.

Lass dein Gebräu etwas abkühlen und mische eine halbe Tasse Terpentin (siehe Glossar) und 55 Milliliter Pinienöl bei und lass das Ganze nochmal für zehn Minuten bei niedriger Temperatur köcheln.

Fülle die entstandene Masse fünf bis sieben Zentimeter hoch in eine Kuchenform und backe sie bei 180 Grad für etwa 15 Minuten im Backofen, pass aber auf, dass dir die Masse nicht anbrennt.

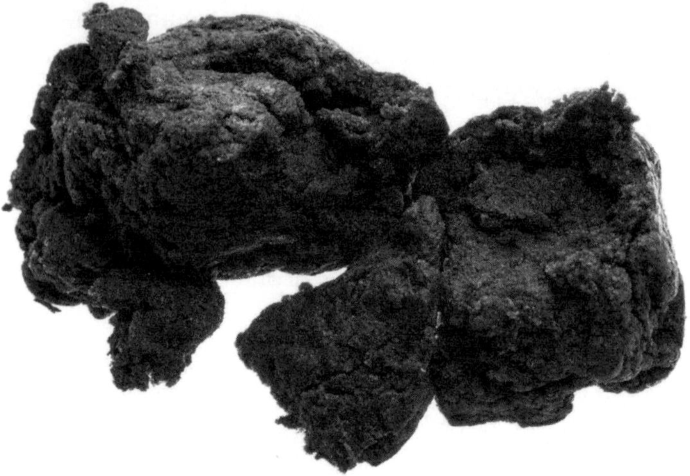

Gutes Haschisch

Damit die im Backofen entstehenden Dämpfe abziehen können, klemme eine Gabel oder ähnliches zwischen Tür und Backofen. Und lüfte gut durch, bevor du dir die nächste Zigarette ansteckst!

Jetzt solltest du gutes Haschisch von fester Konsistenz haben. Wenn deine Masse aber noch zu fettig ist, bleibt sie so lange im Backofen, bis sie vollständig getrocknet ist.

Alkohol und Marihuana

In Brasilien in den Armenvierteln sieht man häufig an den Fenstern Zuckerrohrschnapsflaschen mit Marihuanablättern in der Sonne stehen. Der Sinn ist sehr einleuchtend: Durch die Wärme der Sonne löst sich das THC im Alkohol. Tauscht man die Blätter regelmäßig durch neue aus, reichert sich der Schnaps mit THC an und man bekommt ein herrlich belebendes Getränk!

In verminderter Form ist dies die gleiche Prozedur wie bei der Herstellung von Grasöl, nur dass in diesem Fall der Alkohol nicht verdampft wird. Diese Form der Verarbeitung ist natürlich weniger gefährlich und besonders dann vorzuziehen, wenn dir die Räumlichkeiten für aufwendige Verfahren fehlen.

Natürlich bleiben die Ergebnisse einer solchen Extraktion weit hinter der von Grasöl zurück, achte aber trotzdem auch bei dieser auf beste Ausgangsmaterialien. Bestes Gras, hochprozentiger Alkohol und viel Zeit für die Extraktion sind die besten Voraussetzungen für ein befriedigendes Resultat.

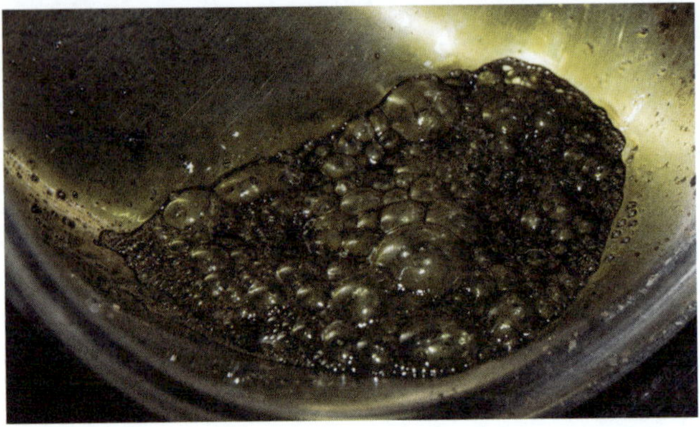

Erhitzte Cannabis-Alkohol-Mixtur

Solltest du hin und wieder etwas Dope übrig haben, pulverisiere es und schütte es in die Flasche mit Alkohol. Erhitze das Gemisch im Wasserbad und schüttle es kräftig, so dass sich das Haschisch fast vollständig auflöst. Mit der Zeit wird sich so viel an THC-reichem Harz in deinem Alkohol gesammelt haben, dass es sich in weißlich- bis bräunlichfarbigen Klumpen am Boden absetzt. Bei leichtem Erwärmen und Schütteln löst es sich aber wieder auf.

Dein Canna-Alki eignet sich zum Kochen und zum Aufwerten von Speisen und Getränken – wegen seiner enormen Potenz allerdings weniger zum Trinken!

Ganja

Meiner Meinung nach das beste Rezept mit den effektivsten Resultaten!

Hier kannst du ganz besonders gut die unteren Blätter und kleingeschnittenen Stiele verwenden, die sonst im Abfall landen würden. Auch lässt sich das Endprodukt jahrelang in der Gefriertruhe aufbewahren, ohne dass jemand ahnen würde, welch wertvolles Gut zwischen deinen Lebensmitteln lagert.

An Gerätschaften brauchst du Folgendes:

- 1 großer Topf ab 10 Litern Fassungsvermögen
- 1 Küchensieb
- 1 Schöpfkelle mit Löchern
- 1 Kartoffelpresse
- 2 Schüsseln

Fülle den Topf zu drei Vierteln mit kleingeschnittenen Blättern und Stielen und dazu fünf bis sechs Liter Wasser und 500 Gramm Butter.

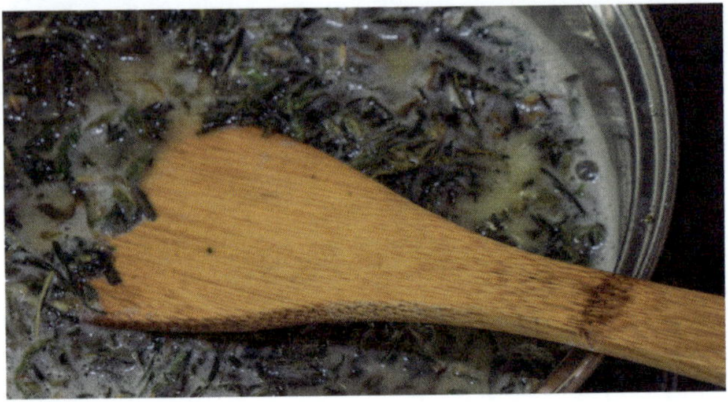

Köchelnde Cannabutter

Nimmst du weniger Butter, wird das ganze entsprechend stärker, aber erst nach mehreren Versuchen wirst du herausbekommen, wie das für dich geeignete Mengenverhältnis zwischen Marihuana und Butter ist. Das hier angegebene Mischungsverhältnis ist relativ stark und auf das Herstellen von Marihuanakeksen abgestimmt.

Lass das Ganze etwa eine Stunde köcheln, zwischendurch umrühren und aufpassen, dass es nicht überkocht, denn das Gemisch schäumt stark. Nimm den Topf vom Feuer, siebe die zerkochten Marihuanateile heraus und presse sie mit der Kartoffelpresse aus.

Lass dir dabei nicht soviel Zeit, da die Butter an den zerkochten Blättern und Stielen haftet und nur in heißem Zustand aus diesen wirklich ergiebig herausgepresst werden kann.

Schütte die Flüssigkeit mit der übriggebliebenen, inzwischen durchgeseihten Flüssigkeit aus dem Topf zusammen und lass sie auf Zimmertemperatur abkühlen. Stelle danach alles in den Kühlschrank.

Durch die Kühlung steigt die in der Flüssigkeit aufgelöste Butter an die Oberfläche und wird fest. Jetzt kannst du sie am Stück herausnehmen. Möchtest du sie nicht gleich aufbrauchen, löse sie bei schwacher Hitze auf und fülle sie in ein geeignetes Gefäß zum Einfrieren.

Gefroren kannst du sie lange Zeit aufbewahren, ohne dass sie ranzig wird. Wenn du die ganze Prozedur statt mit Butter mit einer entsprechenden Menge Salatöl durchführst, erhältst du ein einzigartiges Produkt, das vielseitig verwendet werden kann. Kein Pfannkuchen und kein mit regulärem Öl angerichteter Salat wird deinem das Wasser reichen können.

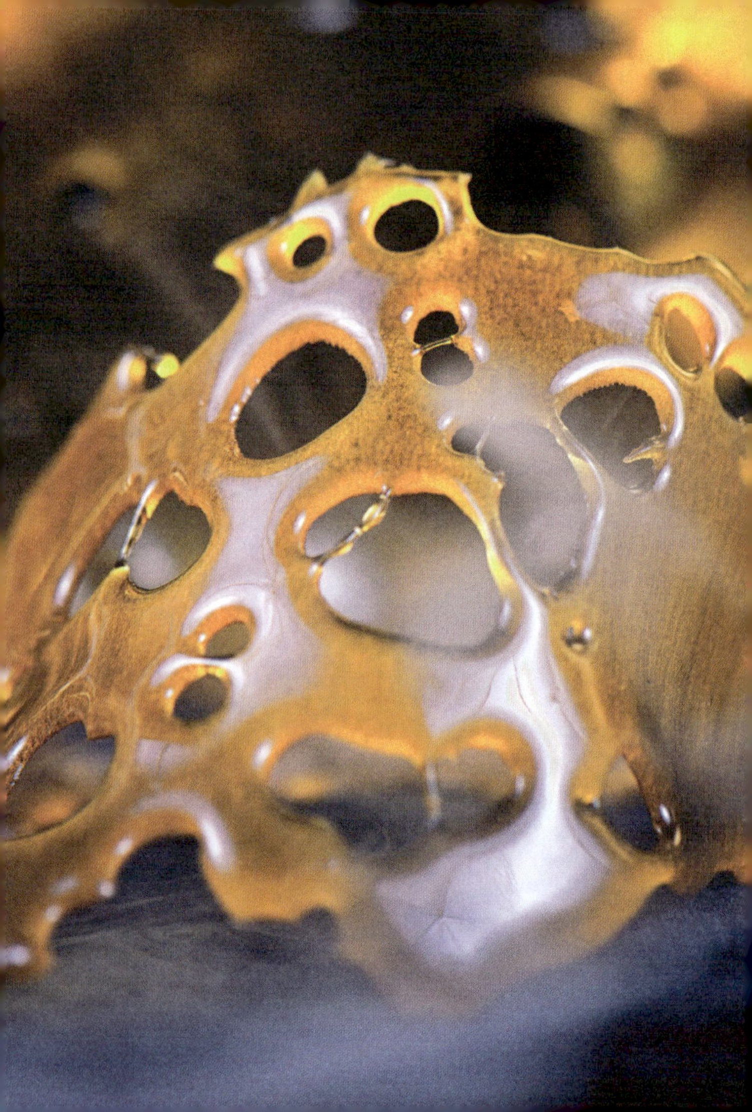

Moderne Methoden der Cannabisverarbeitung

Seit Erscheinen der Erstauflage dieses Büchleins 1996 ist in der Cannabiskultur einiges geschehen und es haben sich neue Methoden der Verarbeitung und Extraktion von psychoaktiven Hanfprodukten etabliert. Wir reißen die wichtigsten und interessantesten dieser Techniken an dieser Stelle nur an, um dem Leser einen ersten Überblick zu verschaffen. Die Spezialliteratur in der Bibliographie am Ende des Buches ermöglicht eine weitere Vertiefung des Themas.

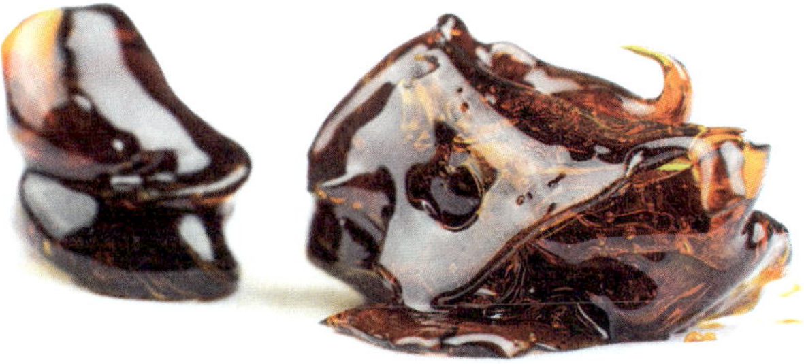

Water- und Ice-Hasch

Eine effiziente Methode der Haschischproduktion ist das Water- bzw. Ice-Hasch-Verfahren. Hierfür gibt es bezahlbare kommerzielle Systeme, die aus verschiedenen Beuteln mit Siebfunktion bestehen (sogenannte Bubble Bags, weshalb das Hasch auch Bubble-Hasch genannt wird). Diese Beutel werden schlicht in einen oder besser zwei Eimer gehängt, die dann mit Wasser und Eis aufgefüllt werden. Hier empfiehlt es sich, in dem einen Eimer den grob sieben-den Beutel zu verwenden und im anderen Eimer die feineren Siebgrößen ihre Arbeit verrichten zu lassen.

Mit dazu kommen die zuvor für mehrere Tage eingefrorenen Pflanzenteile (exklusive der groben und harten Stängel, die womöglich die Bubble Bags zerstören würden), deren Harzdrüsen wir extrahieren wollen.

Das Ganze wird anschließend mit einem elektrischen Mixer verrührt. Das Eis sorgt dafür, dass die Trichome vom gefrosteten Pflanzenmaterial abbrechen und ins Wasser gespült werden. Dann werden die Harzdrüsen in bzw. von den Bubble Bags mit verschiedenen

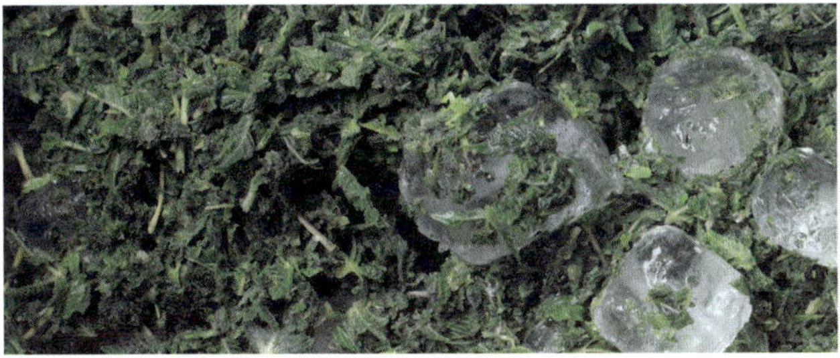

Ice-Hasch-Herstellung

Maschengrößen gesammelt, wobei der engmaschigste Beutel das feinste Haschisch hervorbringt und so weiter. Das Prinzip dürfte den meisten bekannt sein.

Wasser- bzw. Ice-Hasch ist mit das beste Hanfharzprodukt, was wir hierzulande aus Cannabis herstellen können. Und es wird den einen oder anderen wundern, welche Mengen Haschisch man aus den vermeintlichen Abfällen zu produzieren in der Lage ist. Wer keine Lust oder Zeit für Bastelarbeiten hat oder handwerklich nicht so geschickt ist, der kann auf eines der im Handel erhältlichen Fertigsysteme zurückgreifen. So sind z.B. die bekannten und beliebten Systeme der Niederländerin Mila Jansen – das sind der Pollinator und der Ice-O-Lator – ganz besonders zu empfehlen.

Butane Honey / Hashish Oil (BHO)

Seit einigen Jahren gibt es Extraktoren, die mit Lösungsmitteln (meist Butan, Dimethylether u.a.) arbeiten und mit denen man superpotente BHO-Konzentrate, also Wax, Shatter, Budder etc. pp., aus Cannabis herstellen kann. Die Abkürzung BHO steht dabei für Butane Honey Oil bzw. Butane Hashish Oil. Wir reißen diesen Punkt hier nur der Vollständigkeit halber an, weil die Extraktion mit Lösungsmitteln für den Laien sehr gefährlich sein kann. Wer sich intensiver mit dieser Technik beschäftigen möchte, möge die in der Bibliographie dieses Büchleins gelisteten Titel konsultieren.

Insbesondere Schnittreste und „Grow-Abfälle" können mit Lösungsmittelextraktoren veredelt werden. Die Gerätschaften sind, trotz ihrer praktischen Nutzbarkeit und der Möglichkeit, aus vermeintlichen Abfällen das Letzte herauszuholen, aber relativ teuer und eher etwas für Menschen mit einem gewissen Faible für diese Technologie. Die moderneren Geräte dieser Art sind allerdings so konzipiert, dass sie ein einfaches Handling gewährleisten sollen. Das Prinzip: Gib oben einfach deine Knippreste und Blätter

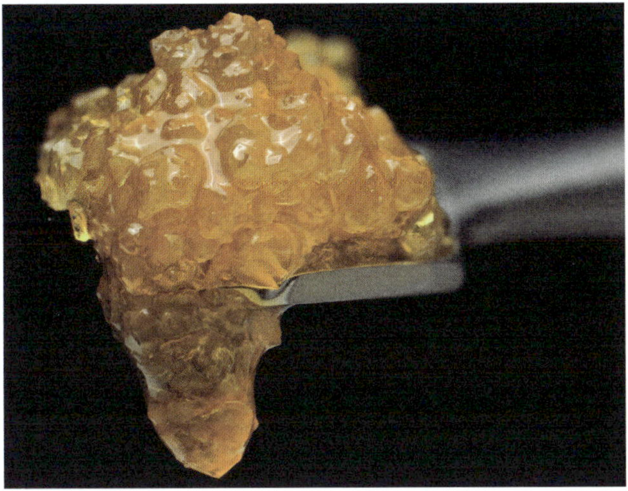

Extrakt für Fortgeschrittene: Live-Resin

rein, dann kommt unten das flüssige Gold heraus. Aus Müll mach Öl – oder so ähnlich. Das klingt durchaus verlockend.

Allerdings birgt der Umgang mit diesen auf Lösungsmittelbasis arbeitenden Extraktoren auch einige reale Gefahren, Autorin Kathrin Gebhardt fasst die wichtigsten zusammen: „Die Extraktion mit Gas ist immer ein gefährlicher Prozess, daher ist es dringend notwendig, die Extraktion im Freien in einer gut belüfteten Umgebung, fern von Funken, Flammen und elektrischen Geräten durchzuführen. Dabei auf keinen Fall rauchen! Einige Pflanzen enthalten toxische Öle oder wurden evtl. mit Chemikalien besprüht, daher nur Kräuter aus sicheren Quellen verwenden, da sich im Öl sonst Verunreinigungen befinden könnten" (GROTENHERMEN, BERGER und GEBHARDT 2015: 60).

Überdies sollte bei diesen Extraktoren peinlichst genau auf die Angaben in der Gebrauchsanweisung geachtet werden. Kathrin Gebhardt gibt Tipps zur Sicherheit: „Da Funken entstehen können, dürfen während der Extraktion keine elektronischen Geräte, wie z.B. Handys, Tablets etc., in der Nähe sein. Schutzbrille und Atemschutz tragen. Dämpfe sollen nicht eingeatmet werden. Keine lockeren Pullover, nur eng anliegende Kleidung tragen. Nie in der Nähe von Kindern verwenden" (ebd.).

Übrigens wird nicht nur die moderne BHO-Variante, sondern auch das originäre Haschischöl meist mit Hilfe von Lösungsmitteln (Chloroform, Naphta, Isopropylalkohol etc.) hergestellt.

Extrakte auspressen: Rosin-Technik

Wer keine Lust auf Lösungsmittel hat – immerhin ist nicht wirklich klar, ob man mit allen derzeit am Markt erhältlichen Extraktionsgeräten auch tatsächlich komplett rückstandsfreie BHO produzieren kann – der kann auf eine Technik zurückgreifen, die vor einigen Jahren aus den USA bekannt geworden ist. Die Rede ist von der sogenannten „Rosin-Technik", die mithilfe eines Bügeleisens o.ä. das Cannabis bzw. dessen Harze extrahiert.

Zwar ist über eine Methode, das Gras oder Haschisch mit dem konventionellen Bügeleisen für die Wäsche zu extrahieren, nichts bekannt, wohl aber über die Technologie, dies mit dem Glätteisen für Haare zu bewerkstelligen. Das Glätteisen, wie es viele Frauen zum Styling der Frisur verwenden, sollte eine Temperaturregelung aufweisen und auf 150 Grad Celsius eingestellt werden.

Das zu extrahierende Marihuana wird mit den Fingern zu einem Kügelchen gepresst und zwischen ein zusammengefaltetes Backpapier gelegt. Dies wiederum kommt dann zwischen die Heizplatten des vorgeheizten Glätteisens. Schließlich drückt man das Glätteisen etwa vier bis sechs Sekunden fest zusammen – und fertig ist das Konzentrat.

Wenn man nun das Backpapier aufklappt, kann man einen festen Gras-Chip entnehmen und sieht auf der Oberfläche des Backpapiers schon den öligen Extrakt, der regelrecht aus dem Marihuana „gemolken" wurde. Dieser komplett lösungsmittelfreie Extrakt kann nun mit einer Rasierklinge oder ähnlichem zusammengesammelt und bereits in der Dabbing-Pfeife verwendet werden.

Das Gleiche funktioniert auch mit Haschisch, nur dass dieses nicht einfach in Backpapier gelegt werden darf, bevor man es mit dem Glätteisen bearbeitet. Der Grund: Das Haschisch würde sich mit dem ausgepressten Öl vermengen und könnte anschließend nicht separiert werden. Daher legt man das Haschisch, bevor es in das gefaltete Backpapier kommt, in ein Tuch aus Polyamid- oder Polyester-Mikronstoff (25 Mikron). Das gesamte Konstrukt wird nun mit dem Glätteisen unter Aufbringung ausreichenden Drucks regelrecht ausgestrichen.

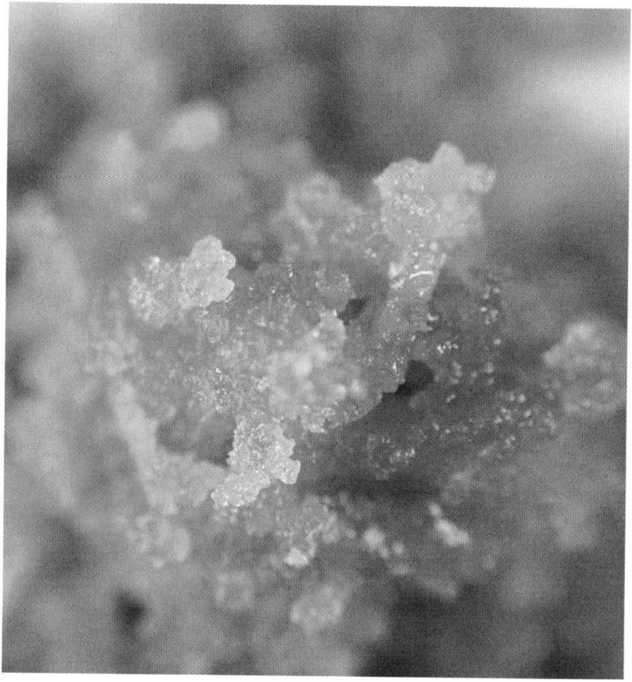

Makroaufnahme: Live-Resin

Das Hasch verbleibt dabei im Mikrontuch, und der ölige Extrakt haftet am Backpapier. Wer über Gerätschaften wie eine T-Shirt- oder Olivenpresse verfügt, kann mit dieser Technik auch größere Mengen Cannabis extrahieren.

Lecithinextraktion

Die Herstellung eines gut wirksamen Cannabis-Extrakts ist auch auf Basis von Lecithin möglich, womit die lipophilen Cannabiswirkstoffe in eine wasserlösliche Form überführt werden. Das Lecithin wird verwendet, um aus dem Cannabisextrakt eine Emulsion zu bilden, die dann wasserlöslich ist und in allen möglichen Speisen und anderen Formen für die orale Aufnahme verwendet werden kann.

Zur Erklärung: Es gibt Stoffe, die – vereinfacht ausgedrückt – die Wasserlöslichkeit von lipophilen Verbindungen erhöhen. Lecithin ist so ein Stoff, und auch Polysorbat 80 (ein Emulgator, der z.B. für die Herstellung von Speise-Eis verwendet wird) eignet sich dafür. Beide Stoffe sind zusammen mit Ethanol und Sesamöl Zutaten entsprechender, im Headshophandel erhältlicher Extraktionsprodukte auf Lecithinbasis.

Um nun einen solchen Extrakt herzustellen, benötigt man neben dem Cannabis eine hochprozentige Ansatz-Spirituose, zum Beispiel Alkohol aus der Apotheke, und Lecithin. Eine mögliche Rezeptur besteht aus Alkohol, Lecithin (z.B. Sojalecithin-Granulat oder

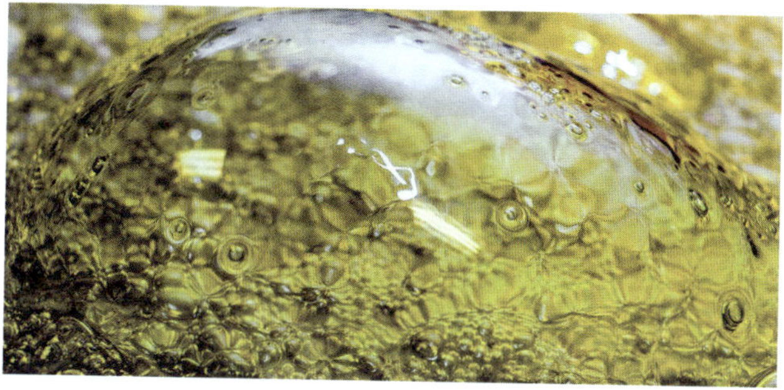

Bernsteinfarbener Extrakt

flüssiges Lecithin aus der Apotheke oder dem Reformhaus) und einem Cannabisprodukt. Ein Esslöffel des Lecithins wird mit 50 Millilitern Alkohol vermischt. Am besten mindestens einen Tag lang warten, bis der hochprozentige Schnaps eine bernsteinfarbene Färbung angenommen hat. Dann etwa ein Gramm Marihuana in ungefähr 40 Milliliter der Lösung einlegen und das Ganze mindestens sieben Stunden (besser zwölf) stehen lassen. Anschließend das Cannabismaterial abfiltern, und der Extrakt ist fertig. Manche verwenden auch einfach statt des reinen Lecithins das Stärkungsmittel und Wellnessprodukt Vita Buerlecithin. Das enthält zwar neben dem Lecithin zusätzliche Inhaltsstoffe, trotzdem funktioniert die Methode damit genauso.

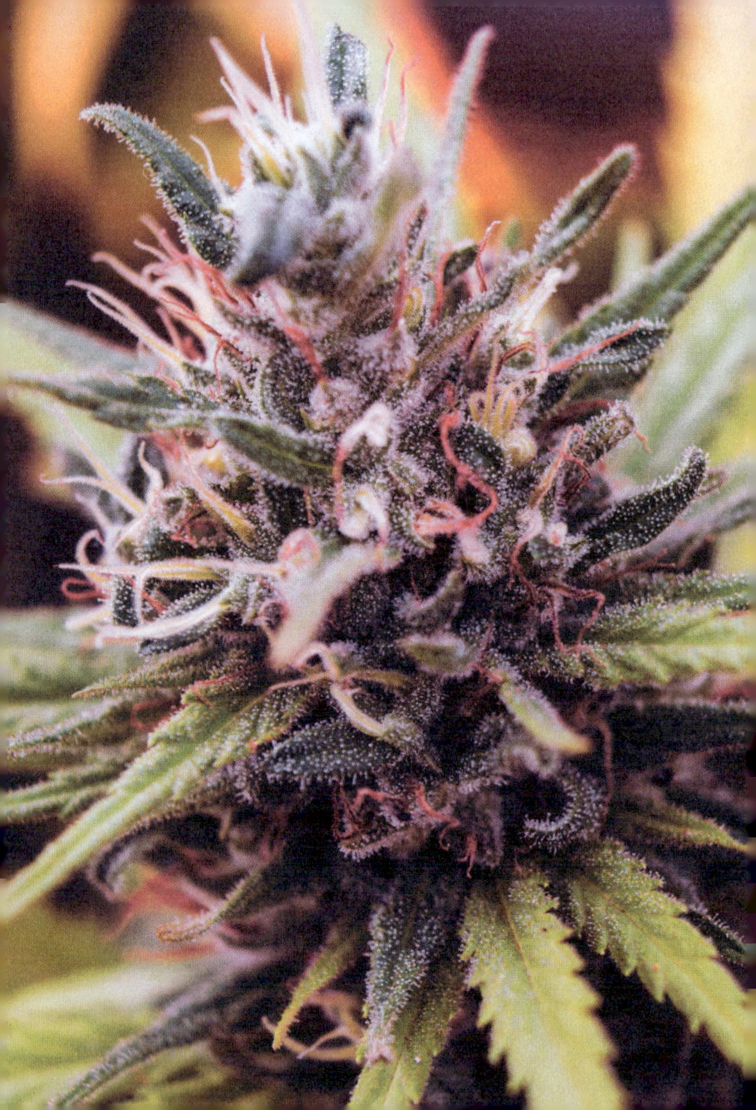

Anhang

Lösungsmittel

Übersicht der Eigenschaften von Lösungsmitteln im Vergleich zu Wasser:

Lösungsmittel	Siedepunkt	Selbstentzündung
Ether	5 °C	?
Ethanol	78,3 °C	425 °C
Benzol	80,1 °C	555 °C
Chloroform	61,2 °C	–
Isopropylalkohol	82,4 °C	ca. 500 °C
Methanol	65 °C	455 °C
Spiritus	78 °C	ca. 550 °C
Wasser	100 °C	–

Kleine Sicherheitskunde

Hier einige basale Sicherheitsregeln zum Umgang mit leichtentzündlichen Lösungsmitteln:

- Benutze immer einen Abzug bei Arbeiten mit leicht entzündlichen und giftigen Flüssigkeiten.
- Transportiere deine Lösungsmittelflaschen immer im Eimer.
- Fasse deine Lösungsmittel nie mit bloßen Händen an. Benutze immer Schutzhandschuhe beim Hantieren mit gefährlichen Flüssigkeiten.
- Erhitze brennbare Lösungsmittel nicht über oder in der Nähe offener Flammen.
- Stelle keine unverschlossenen Gefäße in den Kühlschrank.
- Beschrifte deine Lösungsmittelgefäße richtig und lesbar.

- Beuge dich nicht über deine erhitzten Lösungsmittel.

- Begrenze die zum Arbeiten erforderliche Lösungsmittelmenge auf das notwendige Maß.

- Besondere Vorsicht ist beim Arbeiten mit großen Lösungsmittelmengen geboten.

- Halte beim Umgang mit den Lösungsmitteln einen Feuerlöscher bereit.

- Iss und rauche nicht beim Arbeiten.

- Informiere dich vor Durchführung einer Extraktion über die Eigenschaften deiner verwendeten Lösungsmittel (siehe Glossar).

Glossar

Alkohol
Produkt aus der Oxidation der Kohlenwasserstoffe mit der chemischen Gruppe HO (Hydroxylgruppe).

Benzol
Physisch wirkt Benzol bei längerem Einatmen als starkes Gift, das zu Schwindel, Erbrechen und Bewusstlosigkeit führen kann. Die Flüssigkeit wird auch über die Haut aufgenommen und verursacht auf diesem Wege schwere Vergiftungen. Hergestellt aus Steinkohleteer durch fraktionierende Destillation.

BHO
Abkürzung für Butane Honey Oil bzw. Butane Hashish Oil. Vollspektrum-Lösungsmittelextrakt auf Butanbasis. Moderne Extrakte werden auch u.a. mit Dimethylether (DME) hergestellt (DHO).

Cannabinoide
Verbindungen mit 21 Kohlenstoffatomen; hauptwirksame Komponenten des Marihuanas. Unlöslich in Wasser, löslich in Fett und Alkohol.

Chloroform
Organische Chlorverbindung, nicht brennbar, wirkt bei Inhalation und oraler Aufnahme narkotisch. In geringen Mengen atemlähmend, verursacht außerdem Leberschäden.

Chlorophyll
Blattgrün, Farbstoff, der die grüne Farbe verursacht, mit dessen Hilfe die Assimilation der Kohlensäure ausgeführt wird.

Decarboxylierung
Abspaltung von Kohlendioxid aus der Carboxylgruppe von Carbolsäuren. Umwandlung von THC-Säure in THC durch Wärme.

Ethanol
Äthanol, Ethylalkohol, Weingeist, wird synthetisch aus Ethen (Addition von Wasser) oder durch Vergärung von Kohlenhydraten gewonnen. In der Regel denaturiert durch geringe Mengen an toxischen Chemikalien für jeden Organismus ein starkes Gift. Leicht entzündlich!

Ether

Frühere Schreibweise: Äther, Diäthyläther, ist in Wasser nicht oder nur wenig löslich. Hergestellt durch Entzug von Wasser aus Alkoholen unter Verwendung konzentrierter Schwefelsäure. Ether siedet bei erheblich niedrigerer Temperatur als die entsprechenden Alkohole, außerdem bildet er bei längerem Stehen in Gegenwart von Luft und Licht explosive Peroxide und muss deshalb in dunklen Flaschen aufbewahrt werden.

Extrakt

Das lateinische Wort *extraho* (extraxi, extractum) bedeutet so viel wie herausziehen, ans Licht bringen, emporbringen.

Extraktion

Herauslösen einzelner Stoffe aus einem flüssigem oder festen Gemenge, dem Extraktionsgut, mithilfe geeigneter Lösungsmittel. Öle, Fette usw. werden unter anderem mittels Ether, Benzin, Chloroform, Benzol und ähnlichem extrahiert.

Fermentation
Prozess der Umwandlung von Stärke zu einfachen Zuckern und Abbau von Proteinen und Pigmenten (Chlorophyll) durch enzymatische Prozesse. Hierdurch wird eine Farbveränderung des Blattes hervorgerufen.

Haschisch
Extrahiertes und gepresstes Harz der Marihuanapflanze.

Isopropylalkohol
Organisches Lösungsmittel, Dämpfe wirken in höherer Konzentration betäubend.

Konzentration
Gehalt einer Lösung an gelöstem Stoff.

Methanol
Methylalkohol, entsteht neben anderen Stoffen bei der trockenen Destillation von Holz (Holzgeist). Kann großtechnisch durch Hydrierung von Kohlenoxid unter Druck mittels Zinkoxid-Chromoxid-Katalysatoren gewonnen werden. Stark giftig, 25 Gramm gelten für einen Menschen als letale Dosis. Flüssig-

keit und Dämpfe verursachen Schädigungen des zentralen Nervensystems, kann über die Haut aufgenommen werden.

Pollinator
Gerät, das im Aussehen einer kleinen Waschmaschine ähnelt, die innen eine durchlöcherte Trommel hat, durch deren relativ langsame Umdrehungen sich das Harz und die Blattspitzen lösen und in einer Auffangschale unterhalb der Trommel gesammelt werden. Nach Angaben der Verkäufer erhältst du aus einem Kilo Pflanzenmaterial etwa 40 Gramm reine Harzdrüsen und Blattspitzen.

Selbstentzündung
Entflammung bestimmter Stoffe ohne äußere Einwirkung. Die in der Tabelle aufgeführten Daten auf Seite 64 beziehen sich auf die Selbstentzündung durch Einwirkung äußerer Erwärmung.

Siedepunkt
Temperatur, bei der ein flüssiger Stoff gasförmig bzw. ein gasförmiger flüssig wird. Flüssige Stoffe gehen teilweise auch unterhalb des Siedepunktes allmählich in den gasförmigen Zustand über (Verdunstung).

Spiritus
Umgangssprachlich versteht man unter Spiritus den Brennspiritus (vergälltes Ethanol).

Terpentin
Aus angeritzter und ggf. durch Aufbringen einer Schwefelsäure-Paste verletzten harzreichen Kiefernart ausfließendes und eingesammeltes, zähflüssiges Harz, das eine mehr oder weniger verunreinigte Lösung von 70 bis 85 Prozent fester Harzbestandteile in 15 bis 30 Prozent flüchtigem Terpentinöl darstellt.

Terpentinersatz
Lösung, die umgangssprachlich als „Terpentin" in Drogerien und in Farbgeschäften erhältlich ist.

THC
Tetrahydrocannabinol, die Hauptkomponente der psychoaktiven Cannabinoide des Cannabis.

Bibliographie

Die im Folgenden angegebenen Literaturhinweise sind zum Teil älterer Natur und der Originalausgabe dieses Bandes entnommen. Wir haben die Liste jedoch um aktuelle und hilfreiche Titel erweitert, die das vorliegende Werk in sinnvoller Weise ergänzen. Dies gilt insbesondere für das Themengebiet rund um die potenziell riskante Arbeit mit Lösungsmitteln, die in diesem Smartbook nur am Rande erwähnt und der Vollständigkeit halber dokumentiert wird.

Berger, Markus
2019 *Leben mit Cannabis – Entspannung, Rausch und Wohlbefinden mit Hanf*, Solothurn: Nachtschatten Verlag

Berger, Markus
2020 *Hanf! – Cannabis als Heilmittel, Nutzpflanze, Genusskraut*, Aarau: AT Verlag

Cervantes, Jorge
2011 *Marihuana Anbaugrundlagen*, Solothurn: Nachtschatten Verlag

Cervantes, Jorge
2013 *Marihuana Drinnen: Alles über den Anbau im Haus*, Solothurn: Nachtschatten Verlag

Frank, Mel und Ed Rosenthal
1982 *Enzyklopädie des Marihuanaanbaus*, Linden: Volksverlag

Gebhardt, Kathrin
2016 *Backen mit Hanf: Berauschend gut!*, Solothurn: Nachtschatten Verlag

Gottlieb, Adam
1990 *Kochen mit Cannabis*, Markt Erlbach: Raymond Martin Verlag

Grotenhermen, Franjo, Markus Berger und Kathrin Gebhardt
2015 *CBD – Cannabidiol: Ein cannabishaltiges Compendium*, Solothurn: Nachtschatten Verlag

Haller, Andi
1996 *Die kleine Hanffibel*, Markt Erlbach: Raymond Martin Verlag

Haller, Andi
1996 *Marihuana-Anbau leicht gemacht*, Markt Erlbach: Raymond Martin Verlag

Knodt, Michael
2020 *Cannabis-Extraktion – Konzentrate, Extrakte und Haschisch-Herstellung*, Solothurn: Nachtschatten Verlag

Latscha, Hans P., Gerhard Schilling und Helmut A. Klein
1990 *Chemie-Datensammlung*, Berlin: Springer Verlag

Legit, Alice
2016 *Bio-Grow: Biologischer Indoor-Cannabisanbau im Einklang mit Mond- und Naturrhythmen*, Solothurn: Nachtschatten Verlag

Powell, William
1971 *The Anarchist Cookbook*, El Dorado: Ozark Press

Ruano, Javier und Jack de Sostoa
2016 *Extracciones Cannábicas/Cannabis Extractions*, Barcelona: La Cañamería Global

Starks, Michael
1981 *Marihuana Potenz*, Linden: Volksverlag

Bildnachweis

Cover:
Shutterstock, Adobe Stock / Montage ninotchka.ch

Innenseiten:
S. 7: iStock • S. 12: Adobe Stock • S. 14: iStock • S. 16: iStock • S. 18: Shutterstock • S. 20: Shutterstock • S. 21: Shutterstock • S. 22: Shutterstock • S. 24: Shutterstock • S. 26: Shutterstock • S. 28: Shutterstock • S. 30: Shutterstock • S. 34: iStock • S. 37: ZVG • S. 44: Shutterstock • S. 46: Shutterstock • S. 48: iStock • S. 50: Adobe Stock • S. 51: Dreamstime • S. 53: ZVG • S. 55: Adobe Stock • S. 59: Shutterstock • S. 61: Adobe Stock • S. 62: Esteban Lopez, Unsplash

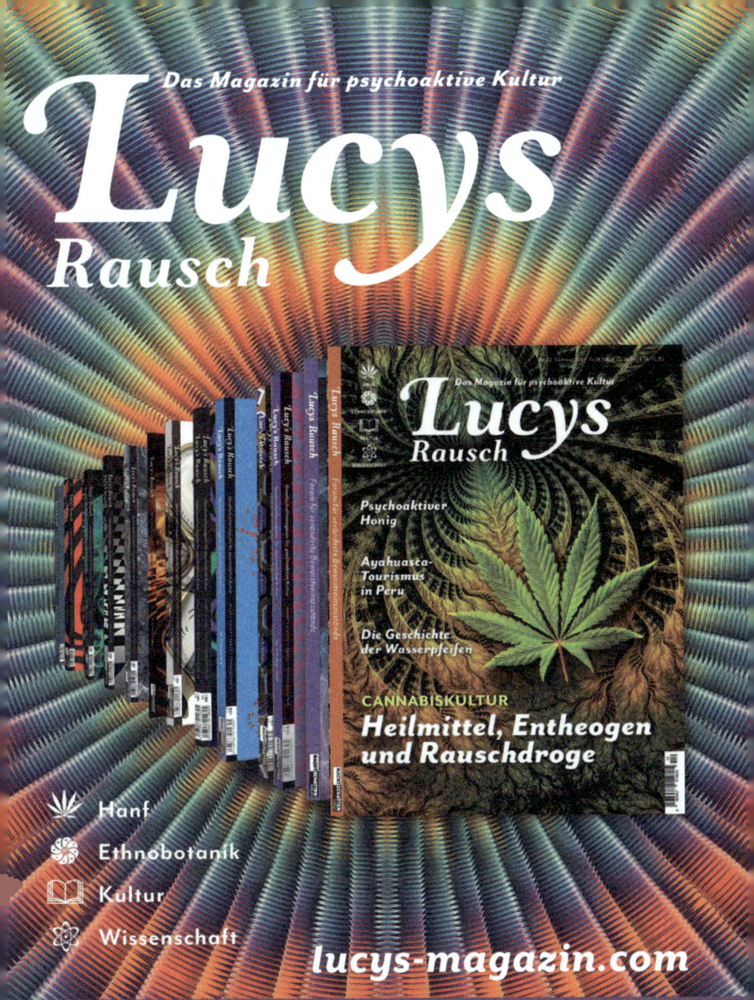
Das Magazin für psychoaktive Kultur
Lucys Rausch
Psychoaktiver Honig
Ayahuasca-Tourismus in Peru
Die Geschichte der Wasserpfeifen
CANNABISKULTUR
Heilmittel, Entheogen und Rauschdroge
Hanf
Ethnobotanik
Kultur
Wissenschaft
lucys-magazin.com

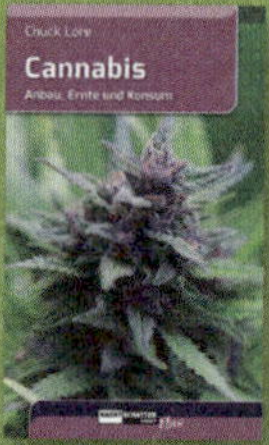

Chuck Lore

Cannabis

Anbau, Ernte und Konsum

ISBN 978-3-03788-592-5
120 Seiten, 12 x 20,3 cm, 4-farbig
Broschur (Smart Plus)

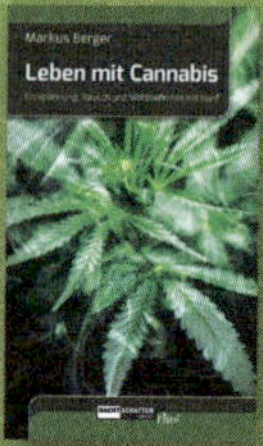

Markus Berger

Leben mit Cannabis

Entspannung, Rausch und Wohlbefinden mit Hanf

ISBN 978-3-03788-583-3
152 Seiten, 12 x 20,3 cm, 4-farbig,
Broschur (Smart Plus)

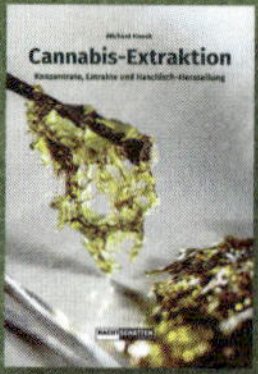

Michael Knodt

Cannabis-Extraktion

Konzentrate, Extrakte und Haschisch-Herstellung

ISBN 978-3-03788-588-8
160 Seiten, 14,8 x 21 cm, Broschur

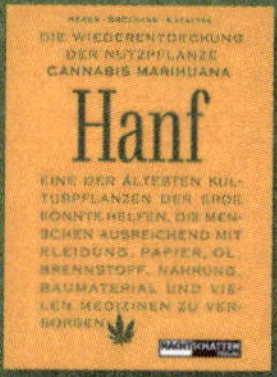

Jack Herer, Mathias Bröckers

Die Wiederentdeckung der Nutzpflanze Hanf

«Geniales Buch über den Tausendsassa Hanf»

Bernd Roessl / Lovelybooks.de

ISBN 978-3-03788-181-1
526 Seiten, 17 x 24 cm, Hardcover

NACHTSCHATTEN VERLAG

Nachtschatten Verlag AG

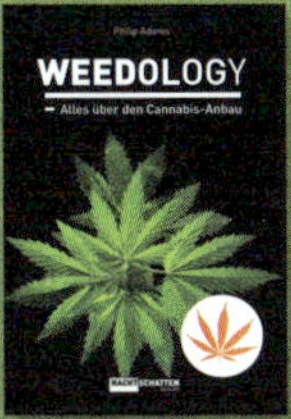

Philip Adams

WEEDOLOGY

Alles über den Cannabis-Anbau

ISBN 978-3-03788-538-3
356 Seiten, mehr als 500 Farbfotos, 14,8 x 21 cm, Broschur

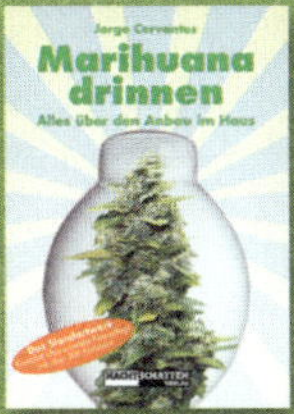

Jorge Cervantes

Marihuana drinnen

Alles über den Anbau im Haus

ISBN 978-3-907080-92-4
344 Seiten, 15 x 21 cm, über 200 Farbfotos, Broschur

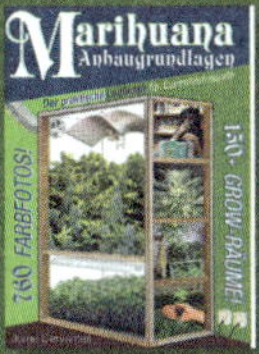

Jorge Cervantes

Marihuana Anbaugrundlagen

Der praktische Leitfaden für Cannabisfreunde

ISBN 978-3-03788-197-2
240 Seiten, 760 Fotos, 15 x 21 cm, Broschur

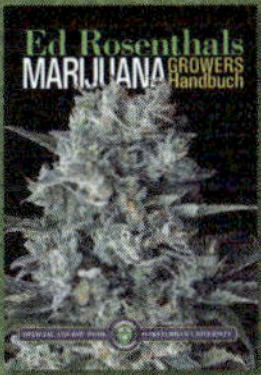

Ed Rosenthal

Marijuana Growers Handbuch

ISBN 978-3-03788-263-4
544 Seiten ,17 × 24 cm, Softcover

Kronengasse 11
CH-4500 Solothurn

info@nachtschatten.ch
www.nachtschatten.ch